ANNALISA LO MONACO

OLTRE LA DIETA

Come Raggiungere e Mantenere Il Peso Ideale Accendendo La Scintilla Del Cambiamento

Titolo

"OLTRE LA DIETA"

Autore

Annalisa Lo Monaco

Editore

Bruno Editore

Sito internet

http://www.brunoeditore.it

Sommario

Introduzione

Non mi era mai accaduto, in qualità di psicologa, di approfondire le varie problematiche legate alla perdita di peso, che spesso si trova a dover affrontare chi decide di intraprendere una dieta.

Ho iniziato solo da pochi anni ad appassionarmi a ciò che ruota intorno tale tematica, da quando, in sostanza, hanno cominciato a consultarmi persone con problemi di peso. Delusi e frustrati arrivano da me per raccontarmi che le diete funzionano ma poi, inesorabilmente, i vecchi chili si ripresentano a volte con qualche aggiunta.

Attraverso il mio mestiere ho l'opportunità di constatare che siamo tutti sempre più stressati e, dato che la confusione è figlia dello stress, anche confusi. Cosa si può fare? Per mettere in grado i miei pazienti di affrontare le loro problematiche, insegno loro semplici tecniche di rilassamento e di visualizzazione che, una volta apprese, restano come importante bagaglio personale da utilizzare secondo necessità.

Insegnando loro a rilassarsi, mediante la pratica di queste tecniche, mi sono resa conto di quanto sia difficile per le persone mantenere il peso raggiunto. Perché questa difficoltà? Perché, quando si intraprende una dieta, affinché poi si riesca a mantenerne i risultati, deve accendersi dentro di noi la scintilla del cambiamento. La scelta di dimagrire deve rappresentare davvero un anelito, un'esigenza di trasformazione, una necessità interiore più che un bisogno dettato dall'estetica. Vedremo, infatti, che non è sufficiente avere un corpo snello per essere felici!

Le persone dimagriscono cedendo alle più svariate sollecitazioni: perché l'amica del cuore è magra, per motivi di salute, perché il collega è riuscito a dimagrire, perché le immagini patinate che ci sorridono dai giornali e dai vari media esibiscono fisici al top, oppure perché vogliamo conquistare o ri-conquistare qualcuno.

Ma un'alleata che dobbiamo sedurre e piegare ai nostri voleri per raggiungere il nostro scopo è la Mente. I chili persi senza convinzione, se non si è riusciti a dimagrire prima con la testa, fatalmente poi si riacquistano. Vedremo infatti, nei casi che illustrerò, che questo accade perché *la propria immagine interiore non collima con quella esteriore*. Potrà risuonarvi strano, ma prima dobbiamo dimagrire con la mente e poi con il corpo. Aiutarvi a convincere la mente che si può davvero *diventare e restare magri*, è quello che mi prefiggo di fare.

Capitolo 1:
Come scoprire chi sono, realmente

Susanna è una ragazza di 32 anni, alta 1,65 per 78 kg di peso; ha un'eccedenza, come la chiama lei, di circa 20 kg. Ha un bel viso sorridente, è di conformazione longilinea ma, sin dall'adolescenza, non è mai stata come avrebbe desiderato essere.

Ha seguito, con molta diligenza, un paio di diete che hanno avuto successo; l'ultima risale a un anno fa quando perse circa 12 kg in sei mesi. Era finalmente tornata a sorridere, aveva ritrovato la soddisfazione di indossare jeans attillati e vestiti che mettevano in mostra le belle gambe. Dopo sei mesi aveva ripreso i suoi 12 kg… più 2!

La sua vita ruota ormai intorno a calorie, controllo del cibo, vestiti che tirano da tutte le parti e matrimoni, battesimi e feste ai quali spesso rinuncia perché non sa cosa mettersi. "Non mi piaccio" afferma con voce tremante. "Cosa posso fare? Cos'è in me che non funziona?"

Diventare magri si può e Susanna lo ha dimostrato, ma quando i chili poi si riacquistano è perché l'immagine di sé non è cambiata nella propria testa. Non si sono assimilate, metabolizzandole, le nuove dimensioni. Si è rimasti mentalmente grassi.

Susanna, infatti, continua a sentirsi e a visualizzarsi sempre grassa, per cui la mente trasmette il segnale al corpo che, prontamente, l'accontenta riallineandosi con l'immagine che lei riconosce di sé stessa. "Sono anni che passo fra frustrazioni e delusioni" dice Susanna. "Una vita che potrei vivere da protagonista mentre sono solo una spettatrice. Non conosco e rifiuto il mio corpo."

Il problema obesità è in aumento. I dati Istat del 2016 vedono un aumento del peso degli italiani, maggiormente nel centro-sud. Dopo i 45 anni il 30% della popolazione ha problemi di peso con ricadute sulla salute. Siamo il fanalino di coda in Europa per le nostre abitudini alimentari errate: troppe merendine e bevande gassate per i bambini; carenza di assunzione regolare di frutta e verdura che con le loro fibre aumentano il senso di sazietà e aiutano il transito intestinale e, dolente nota, poca attività sportiva per grandi e piccoli.

Per noi italiani essere sportivi, ahimè, significa ancora essere tifosi di una squadra!

Ritengo si possa evincere, dai casi che esporrò, che non si può affrontare una dieta, cioè non si può decidere di andare a modificare il proprio corpo, anche di pochi chili, se non si ha la reale percezione della propria massa corporea.

Inserirò, per facilitare la piena consapevolezza di sé, degli esercizi molto facili ma fondamentali, per avere successo nella dieta e non solo. È importante comprendere che se si riesce a dimagrire, cioè a mettere in moto un atto di volontà della nostra mente sul proprio corpo, non c'è limite a quello che potremo poi realizzare!

SEGRETO n. 1: Il nostro obiettivo è riuscire a raggiungere lo scopo che ci siamo prefissi, che siano chili da perdere o smettere di fumare o altre mete stabilite.

La strada per arrivare allo scopo è la stessa. Per cui leggete con calma ma poi… *praticate*!

Dopo il primo colloquio Susana ed io decidiamo di iniziare una serie di sedute finalizzate a ottenere consapevolezza del proprio corpo. Tramite esercizi di rilassamento e visualizzazione, imparare a conoscere e riconoscere i propri spazi fisici e la propria immagine percepita; riflettere sul proprio campo morfogenetico e sulla conoscenza della propria forma che, spesso, non è quella reale.

C'è un esperimento molto interessante che faccio fare ai pazienti con problemi di percezione corporea, in quanto le persone con problemi di peso hanno semplicemente un'errata percezione del proprio corpo, della propria massa corporea. L'esperimento consiste nel far disegnare al paziente, con un pennarello e su un foglio di circa 2x1 mt posizionato a terra la propria silhouette, cioè quella che credono essere la propria sagoma. Dopo faccio sdraiare la persona sul foglio e contorno io la sagoma reale.

Le due figure non corrispondono mai, sono molto diverse; per il paziente è sempre una sorpresa rendersi conto della diversità fra ciò che percepisce di sé stesso e la propria reale immagine, cioè quella che gli altri vedono. In realtà tutti noi viviamo questo scollamento, infatti ci imbarazza osservarci dopo essere stati ripresi con una telecamera. Spesso non riconosciamo la persona che osserviamo parlare con una voce che non è la nostra e vediamo muoversi un estraneo che gesticola, fa smorfie e agisce in un modo diverso dal nostro.

Ma noi siamo davvero così? Raramente ci riconosciamo e, cosa ancora più allarmante, quasi mai ci piacciamo. Il nostro corpo, il nostro modo di essere, a meno che non siamo personaggi pubblici cui capita spesso di vedersi ripresi, non corrisponde affatto a ciò che percepiamo di noi stessi. È indispensabile, allora, ricucire i due aspetti della personalità, quella immaginata e quella reale, affinché un po' alla volta si integrino e possa essere raggiunto lo scopo che ci prefiggiamo: cioè che l'aspetto, la persona che desideriamo diventare, collimi con quella reale.

Innanzitutto, è bene stabilire a quale tipo si appartiene: longilineo, normolineo e brevilineo; e con le schede sotto indicate sarà facile darsi una definizione. Oltre ad auto classificarsi, trovo divertente individuare dei personaggi pubblici che appartengono alle varie tipologie.

Ad esempio, Lino Banfi e Danny de Vito sono brevilinei (è più facile trovare brevilinei negli uomini).

Le donne sono in genere o normolinee come Geppi Cucciari, Bette Midler o longilinee come Nicole Kidman, Uma Thurman, giusto per fare qualche esempio.

Brevilineo, normolineo, longilineo

La costituzione corporea può essere calcolata, ancor più rapidamente, misurando la circonferenza del polso destro alla base della mano:

Tipo morfologico	uomo	Donna
brevilinei	> 20 cm	> 18 cm
normolinei	16 - 20 cm	14 - 18 cm
longilinei	< 16 cm	< 14 cm

Per una valutazione più precisa occorre invece inserire tale dato nella seguente equazione:

$$\text{Morfologia} = \frac{\text{statura (cm)}}{\text{circonferenza polso (cm)}}$$

Tipologie Di Costituzione

Costituzione	Uomini	Donne
Longilinea	più di 10,4	più di 10,9
Normolinea	9,6 - 10,4	9,9 - 10,9
Brevilinea	meno di 9,6	meno di 9,9

Morfologia, peso corporeo e dieta

Il peso ideale e il fabbisogno calorico quotidiano sono in stretta relazione con la morfologia corporea. Il peso forma può essere determinato applicando le seguenti equazioni:

- **adulto maschio**: numero di cm di statura eccedenti il metro meno il 5%; un uomo alto 180 cm dovrà avere orientativamente un peso di 76kg;
- **adulto femmina**: sottrarre il 3% dal risultato della formula maschile.

Se il soggetto è longilineo, sottrarre il 10%; se brevilineo aggiungere il 10%.

Esempio:

Soggetto brevilineo maschio alto 170 cm / peso ideale = $(70*0.95)*1,1 = 73$kg.

Soggetto longilineo femmina alta 178 cm / peso ideale = $(78*0.95*0.97)*0.90 = 64,7$ kg.

Soggetto normolineo maschio alto 180 cm / peso ideale $(80*0.95) = 76$ kg.

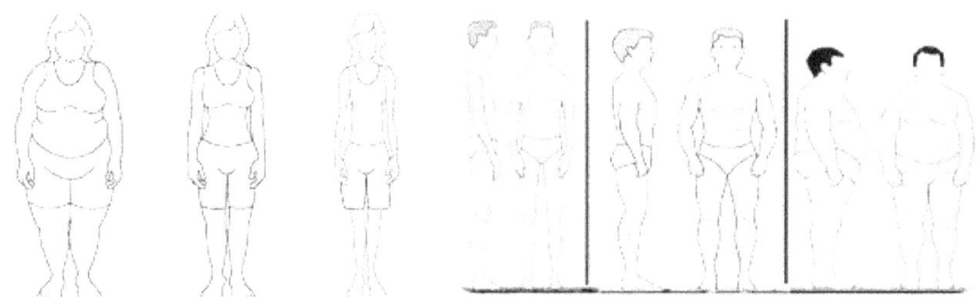

Convinciamoci che non dobbiamo imitare nessuno oppure ambire a diventare chissà chi; ognuno di noi è unico e irripetibile nella sua peculiarità.

La bellezza e la prestanza fisica, se non sono unite a simpatia, comunicatività, generosità ed empatia faranno andare poco lontano. Potrà d'altro canto servire a farci sentire in buona compagnia avere in mente un modello fisico, magari quello di un personaggio noto che si avvicini alla nostra tipologia fisica.

I medici sono concordi nell'affermare che l'obesità si annuncia entro i primi tre anni di vita. Se ci fosse più cultura in questo ambito, si potrebbe fare molto per evitare problemi da adulti a uomini e donne *troppo morbidi*. È stata lodevole, negli anni passati, la campagna di Michelle Obama per combattere l'obesità infantile.

La Dott.ssa Margareth Mindjleff, esperta di fiori di Bach, un rimedio naturale efficace in molti casi, raccontava di una ragazza che l'aveva consultata per problemi di peso. La Dott.ssa le prescrisse dei fiori di Bach da assumere tre volte al giorno per circa un mese. La ragazza dopo un mese tornò senza aver perso neanche un etto, ma ciononostante molto soddisfatta di sé stessa.

La cura era servita a farle accettare il proprio corpo, consentendole di integrare il proprio sé corporeo e, finalmente, a viverci in armonia. Raccontò che si era finalmente resa conto che "si trovava bene nella propria pelle" e che era inutile, e in fondo non le interessava, rincorrere modelli di fisicità che non le appartenevano. In realtà aveva solo bisogno di trovare un equilibrio, un allineamento fra "ciò che pensava di desiderare di diventare" e ciò che voleva essere veramente.

Non esiste "un peso forma" omologato per tutti. Non è detto che per due persone con la stessa altezza e stessa struttura corporea il peso ideale coincida. È importante invece lo stato di benessere, che è unico e individuale.

Il peso forma è il peso nel quale ci sentiamo a nostro agio
I chili giusti sono quelli che portiamo addosso con disinvoltura; è la forma fisica che vestiamo, copriamo e scopriamo con naturalezza secondo le esigenze.

Le tabelle sostengono che il nostro peso forma è 68 kg e noi invece ne pesiamo 73? Siamo però sciolti, scattanti e la nostra salute e il nostro umore sono ottimi? Perfetto! Quando arriviamo a stare bene con noi stessi, in realtà siamo arrivati a casa. Abbiamo raggiunto finalmente lo stato di benessere psico-fisico che ci farà affrontare la vita in modo diverso. In modo propositivo e vincente.
A me non interessa cosa mangiano e quanto mangiano i miei pazienti. Voglio solo che siano responsabili e consapevoli di quello

che assumono; la prima cosa che chiedo, infatti, è l'acquisto di un'agenda giornaliera. Chiedo loro che scrivano quello che mangiano nella giornata e non solo, anche come passano le loro giornate.

È necessario che io partecipi alla loro quotidianità, per arrivare a sbloccare insieme quel piccolo ingranaggio, inceppatosi da qualche parte, e far sì che la loro vita ricominci a girare nel modo migliore.

Il primo passo, propedeutico a quelli successivi, che dovrete fare in questo percorso, è rispondere alla domanda: "Chi sono?". Questa domanda ha mille risposte, e allora chiedetevi: "Chi sono e dove sto andando?".

Prima di farlo però mettetevi in poltrona per dieci minuti, rilassatevi in una posizione comoda e a occhi chiusi cominciate a osservare il respiro che entra ed esce dalle vostre narici. Osservatelo semplicemente e dopo qualche minuto l'azione sarà automatica. Lo scopo è quello di svuotare la mente da mille pensieri disturbanti. La mente, mente e distrae. Dovremo diventare padroni dei nostri pensieri se vogliamo diventare i padroni delle nostre azioni e della nostra vita. Mettetevi allora, dopo qualche minuto di respirazione, di fronte a uno specchio e osservatevi bene; sarà sufficiente guardarvi negli occhi chiedendovi a voce alta: "Chi sono?". Raccontate di voi e a voi stessi tutto ciò che vi passa per la testa, parlate a ruota libera. Regalatevi il tempo che vi serve e non abbiate remore.

Susanna, dopo questo esercizio, tornò da me profondamente turbata e in crisi. Si risentì della mia soddisfazione e si arrabbiò. Le spiegai che non avrei potuto aiutarla e prendermi cura di lei se non fosse emersa la sua rabbia, rabbia e rancore accumulati in trentadue anni di vita e, soprattutto, se non fosse arrivata anche lei a prenderne consapevolezza.

Susanna mi raccontò di essere stata, sin dall'infanzia, sempre in competizione con una cugina molto bella. Da piccole si somigliavano; le scambiavano per sorelle perché coetanee e simili nella struttura fisica, entrambe magre e bionde. Crescendo, la cugina mieteva successi scolastici e sportivi e Susanna, di fronte a trionfi che non poteva emulare, cominciò a ingrassare. Scelse questo modo per differenziarsi e iniziò anche a prendere le distanze dai propri genitori e dall'ambiente familiare, dove la presunta rivale aveva importanti riscontri.

Della cugina venivano infatti esaltati i tornei vinti a tennis e i successi scolastici, mentre gli stupendi disegni di Susanna erano ignorati, o quasi. Susanna amava e ama disegnare e dipingere, ma in famiglia vigeva una mentalità imprenditoriale e nessuna forma d'arte era mai stata apprezzata e incoraggiata. Competere e vincere erano invece ritenuti esercizio fondamentale per avere successo nella vita.

A questo punto del racconto emergono degli aspetti di sé che Susanna ha mascherato in tanti anni, e che ha tenuto nascosti non riconoscendoli neanche a sé stessa. Il modo migliore di nascondere emozioni, desideri e delusioni, per lei erano diventati 15 kg di grasso.

Come ho proceduto con Susanna? Tornando indietro alla sua infanzia, a quando era magra.
Tramite tecniche di rilassamento e di visualizzazione Susanna si è riconciliata con la propria immagine interiore.
Ha cominciato un po' alla volta ad accettarsi, ad accettare la

bambina che non sapeva giocare a tennis e a cui non piaceva granché studiare.

Ha riconosciuto il grave torto, subìto dalla famiglia, nell'ostacolare la sua creatività, che non le aveva permesso di trasferire sulla carta tutto il mondo colorato che aveva dentro, un mondo che voleva solo essere raccontato e accettato.

Susanna, senza nessun tipo di dieta, ma solo con esercizi mirati a sbloccare le sue emozioni, riuscì nel suo intento e perse 3 kg in un mese. Cominciò poi, in modo consapevole, una nuova dieta. Per lei la capacità di perdere peso è stata davvero una conseguenza dell'aver riconosciuto e ricontattato vecchie ferite. Adesso è felicemente sposata con un architetto con il quale collabora. Può finalmente dare libero sfogo alla sua creatività e ha recuperato il rapporto con la cugina!

Non è importante per me il tipo di dieta che i pazienti seguono, però, se vengo sollecitata a esprimere un parere personale, consiglio la dieta Zona, perché rispetta la varietà e, soprattutto, assumendo cinque pasti al giorno, non fa soffrire la fame. L'ho sperimentata personalmente riuscendo a perdere 4 kg in un mese e mezzo circa. Non essendo abituata a seguire diete, l'ho trovata semplice da seguire e affatto restrittiva. Personalmente non condivido e non consiglio diete solo proteiche o selettive che prediligono solo uno o pochi alimenti a discapito di altri.

Certamente raccomando di abbinare alla dieta una pratica sportiva o semplicemente motoria. Questo è il mio predicato nei confronti di tutti i pazienti, in quanto l'attività fisica è notoriamente antidepressiva e scatena le endorfine migliorando, oltre il fisico, anche l'umore.

Basterebbero trenta minuti di camminata veloce al giorno per accelerare il metabolismo, un modo semplice e a buon mercato. Magnifico, vero? Attenzione che, in ogni caso, il regime seguito non sia mai deprimente fisicamente. Le diete equilibrate si attestano intorno alle 1200 calorie. Meglio dimagrire poco ma in modo costante, aiutati dalla mente che, se ben disciplinata, è un ottimo supporto.

SEGRETO n. 2: Per sapere chi siamo dobbiamo contattare o ri-contattare il nostro corpo. Cominciamo a prenderne possesso.

Sì, cominciamo a prendere possesso del nostro corpo soprattutto se non siamo mai stati in sintonia profonda con esso e se lo abbiamo sempre considerato "altra cosa da noi". Può suonarvi strano, ma noi raramente "siamo il nostro corpo", siamo cioè consapevoli delle nostre mani, delle nostre ginocchia, del nostro bacino, dei nostri piedi.

Noi viviamo e muoviamo le nostre gambe, le nostre braccia, giriamo la nostra testa in modo automatico. Dobbiamo invece creare un collegamento e metterci in assetto con esso.
Solo visualizzando e introiettando la nostra immagine ideale riusciremo a far sì che il corpo si allinei con l'immagine creata!
La considerazione di sé stessi e l'autostima sono inoltre leve indispensabili per andare a smuovere vecchi carichi!

Spesso il peso in eccesso è un alibi, come ci racconta Fabio, un simpaticissimo ragazzone di 40 anni, alto 178 cm per 98 kg. Non è grasso, ma parecchio robusto e, soprattutto, ha una pancia che è il suo cruccio. Fabio è arrivato a un punto della propria vita nel quale non sa scegliere cosa fare, dove andare e cosa lasciar andare. Ha problemi di pressione e di colesterolo che, uniti al peso eccedente, lo espongono a rischio infarto; nonostante ciò non vuol saperne di affrontare alcun tipo di sacrificio.

Per dimagrire dovrebbe prendere in mano la propria vita operando dei cambiamenti che non ha nessuna voglia di attuare. Lascia che il tempo scorra e spera che avvenga qualcosa che, miracolosamente, decida per lui.

Con Fabio il percorso non sarà, come sempre, soltanto di immagine corporea esterna, in quanto è l'immagine che ha di sé, quella interiore, che non gli piace; è pieno di sensi di colpa e di insicurezze. "Se fossi magro" si giustifica "non potrei sottrarmi, ma così grasso e anche malandato non posso muovermi." Alibi fittizi, dietro i quali sappiamo quanto possa essere confortevole nascondersi.

Fabio, in questo momento storico della sua vita, è chiamato dalla famiglia a prendere in mano situazioni economiche e lavorative per le quali non si sente pronto. È ovvio come il peso, in questo caso, sia davvero un muro protettivo fra lui e il mondo esterno. È consapevole di non poter dire alla madre, vedova da dieci anni, alla nonna e al fratello più piccolo, che non se la sente di prendere in mano le redini dell'azienda di famiglia. E allora? Allora si trincera dietro il suo peso.

Avendo però deciso di iniziare un percorso, egli ha acquisito la consapevolezza che i suoi alibi hanno, se non i giorni, le settimane contate.

Fabio ha imparato, seppur con qualche resistenza, a prendere coscienza del suo corpo e lo ha fatto tramite l'esercizio regolare di grounding. Che cos'è il grounding? Una tecnica per andare alla scoperta di sé stessi e per cercare di sbloccare emozioni che ci impediscono di compiere veri passi nella nostra vita.

SEGRETO n. 3: La vita prima o poi chiama. Si deve scegliere. Crescere, e per far questo non bisogna aver paura di contattare le proprie emozioni.

Fabio ha imparato a mantenere i piedi per terra e a stare ben saldo sulle proprie gambe. Ognuno di noi dovrebbe imparare a farlo, se vuole andare da qualche parte, da qualsiasi parte. Fabio, grazie all'esercizio di grounding, si è appunto reso conto che il suo era un alibi, che in realtà stava fuggendo.

All'inizio degli esercizi, che eseguiva regolarmente, il suo malessere aumentò facendogli prendere ulteriormente un paio di chili. Le resistenze al cambiamento scelgono sempre le stesse strade; lui aveva scelto di accumulare chili. Altre persone scelgono di essere preda di attacchi di panico, altri cominciano a soffrire di ansie (sempre ingiustificate), oppure fobie e molto altro, purché tutti rappresentino sintomi invalidanti che, ovviamente, *ci impediscono di "agire"*.

Come fare un esercizio di grounding: stare in piedi con i piedi paralleli e divaricati in linea col bacino, ginocchia leggermente flesse, braccia sciolte e spalle, testa e collo rilassati leggermente piegati in avanti, occhi chiusi e… via con la respirazione. Inspirare profondamente dal naso riempiendo d'aria tutti i polmoni ed espellerla poi piano dalle labbra socchiuse, restando sempre sulle gambe leggermente flesse e morbide e con i piedi ben piantati a terra. Soffermandoci sul respiro che entra ed esce, la mente si svuoterà di ogni pensiero e noi riusciremo a entrare in contatto con il nostro corpo. Bisognerà praticare un po' per riuscire a trovare la giusta posizione, per essere in grado di svuotare la mente e di arrivare a percepire davvero il nostro corpo. Ma è un esercizio molto efficace che faccio praticare spesso ai miei pazienti!

Inspiriamo quindi profondamente e quando espiriamo emettiamo un suono, un verso qualsiasi, potrà essere un fischio o una lettera; questa vocalizzazione servirà a farci scaricare tutte le tensioni accumulate. Senza l'equilibrio corporeo che abbiamo necessità di raggiungere per regolare la nostra vita, restiamo bloccati. Forza allora. Pratichiamo regolarmene questo semplice esercizio che servirà a scaricarci e a smuovere energie in letargo.

Ci sono, inoltre, esercizi di affinamento della "propriocezione" che è opportuno apprendere. Propriocezione significa conoscere l'estensione occupata dal proprio corpo nello "spazio" e il conseguente "stato dei muscoli".

Imparare a sapere dove siamo, che spazio occupano le nostre membra e quanto sono all'erta i nostri muscoli. Se i nostri antenati non avessero avuto, in ogni momento della giornata, l'esatta consapevolezza del corpo e anche la percezione di ciò che avveniva all'esterno, sicuramente ci saremmo estinti.

 La "percezione di sé stessi" nell'ambiente e dell'ambiente che ci circonda, ha aiutato l'uomo a "sentire" in anticipo il pericolo. L'organo preposto a questo controllo è il labirinto, l'orecchio interno.

Semplici esercizi propriocettivi sono indispensabili per andare alla scoperta del nostro "pezzo forte", cioè l'armatura che ci portiamo dietro dalla nascita: il nostro corpo. Corpo che curiamo, imbottiamo di medicine, portiamo dall'estetista, abbronziamo ma che, in realtà, non conosciamo affatto.

Il suo peso, che siamo convinti aumenti senza il nostro consenso, spesso diventa un'arma che si ritorce contro di noi.

Esercizio di propriocezione: mettiamoci comodi su un divano, chiudiamo gli occhi e cominciamo a osservare il respiro che entra ed esce dalle narici. L'osservazione tranquilla del respiro è un ottimo trucco per tenere occupata la parte sinistra del cervello, quella razionale che, così distratta, permetterà lo svuotamento della mente da pensieri emotivamente disturbanti. Cominciamo a contrarre e decontrarre le varie parti del nostro corpo.

Iniziamo dal cuoio capelluto, con le punte delle dita tocchiamo la nostra testa, massaggiamola, sentiamo le ossa del cranio sotto la pelle, percepiamo la nostra parte ossea e quando siamo riusciti a "essere il nostro cranio", andiamo oltre.

Con la punta delle dita tocchiamo il nostro viso, sentiamo la nostra fronte che si muove, corrughiamola, tocchiamo gli occhi, il naso, le guance, la mascella.

Visualizziamo anche il nostro viso osservandone le smorfie, percepiamo il nostro volto; quando "saremo il nostro viso", andiamo oltre.

Con un esercizio di attivazione muscolare percepiremo il nostro collo, che irrigidiremo e poi rilasseremo, proseguiamo poi con le nostre spalle, che contraiamo insieme alle braccia e alle mani e il torace, con l'addome e le anche che contraiamo e rilassiamo. Continuiamo con la muscolatura delle cosce, dei polpacci, dei piedi che contraiamo e rilasciamo, in sequenza. Contraiamo, quindi, tutti i muscoli del corpo e rilasciamoli, più e più volte fino a "diventare il nostro corpo".

Questo esercizio, che diventerà semplice con la pratica, lo potremo usare ogni volta che sentiamo il nostro corpo contratto, magari per aver guidato a lungo o aver mantenuto una posizione scomoda o semplicemente per rilassarci dopo una giornata stressante.

Quando riusciremo ad integrare i tre aspetti di noi stessi, cioè la parte legata alle emozioni, la nostra parte mentale e troppo spesso razionale e la nostra fisicità, avremo raggiunto un equilibrio importante e potremo dare il via alla nostra immagine ideale, realizzarla e mantenerla! È bene sapere che *la conoscenza è la nozione razionale*. Sappiamo che abbiamo i piedi ma ci vorrà una storta per renderci "consapevoli" della nostra caviglia dolorante. *Consapevolezza è aver fatto l'esperienza*, è un altro grado di percezione.

Adesso che abbiamo fatto conoscenza con il nostro corpo e ne siamo consapevoli, andiamo a visualizzare e a introiettare la nuova immagine ideale che vogliamo realizzare dentro e fuori di noi.

Focalizziamo la nostra immagine ideale, magari ricorrendo a una foto dove siamo particolarmente in forma o, magari, dove ci piacciamo particolarmente e fissiamola dentro di noi: *noi siamo così*. (Possiamo aiutarci mettendone diverse copie affisse in tutta casa!)

RIEPILOGO DEL CAPITOLO 1:

- SEGRETO n. 1: Il nostro obiettivo è riuscire a raggiungere lo scopo che ci siamo prefissi, che siano chili da perdere o smettere di fumare o altre mete stabilite.

- SEGRETO n. 2: Per sapere chi siamo dobbiamo contattare o ri-contattare il nostro corpo. Cominciamo a prenderne possesso.

- SEGRETO n. 3: La vita prima o poi chiama. Si deve scegliere. Crescere, e per far questo non bisogna aver paura di contattare le proprie emozioni.

Capitolo 2:

Perché non è solo questione di peso

Quando il sintomo segnala che "qualcos'altro non va".

Nel capitolo precedente mi sono soffermata sull'importanza di una serie di esercizi, indispensabili per entrare in contatto con il proprio corpo. Se noi non impariamo a *essere il nostro corpo* e non impariamo ad ascoltarlo, non potremo percepirne i segnali, cioè quelli che vengono chiamati "sintomi".

SEGRETO n. 1: I chili di troppo sono un sintomo, soprattutto se accumulati in poco tempo. Dietro l'aumento repentino di peso c'è sempre una motivazione.

"Di cosa mi voglio punire? Di cosa voglio farmi carico per alleggerire chi o alleggerirmi da cosa?"

Spesso, mentre si sta accumulando peso o subito dopo, ci si sente privi di energia, abulici, privi di interessi. Questo è un altro sintomo, segnala che l'energia è "sfarfallata", che abbiamo perso il contatto con noi stessi.

Dobbiamo cercare, allora, di andare a ripristinare il "circuito energetico" interrotto.

Più avanti ribadiremo, a proposito di circuiti energetici interrotti, l'importanza della respirazione.

Giuseppe, un piacevole uomo di 43 anni, venne da me, consigliato dal suo medico curante che dopo aver effettuato le analisi di rito non aveva rilevato nulla di anormale. Dopo essersi presentato, mi raccontò con qualche apprensione di attacchi di ansia di origine sconosciuta.

Persona simpatica che del suo sovrappeso, di circa 10-12 kg, non si preoccupava affatto, in quanto *morbido* da sempre.

Era preoccupato, invece, da attacchi d'ansia che arrivavano all'improvviso. Il primo episodio risaliva a circa sei mesi prima, mentre era in macchina, fermo al semaforo.

"Ho cominciato a sentire il cuore in gola, mentre la mente mi si offuscava e cominciavo a sudare. Mi sono spaventato" raccontava "per la reazione che il fisico stava avendo e di cui ignoravo la causa.

Ho cercato di non dargli importanza ma, dopo circa una settimana, si è ripresentato mentre stavo aspettando l'ascensore per andare in ufficio. Voglio capire cosa mi sta accadendo." Giuseppe, osservando che l'intervallo fra un attacco e un altro stava diminuendo, voleva correre ai ripari, magari prendendo qualche calmante.

Chiesi a Giuseppe di raccontarmi la sua vita. Figlio unico, era rimasto orfano di padre a 18 anni, la madre gestiva un negozietto e lui, subito dopo il diploma, aveva trovato lavoro presso un ente locale.

A 26 anni aveva sposato la fidanzata di sempre, comprato una casetta vicino alla madre, aveva avuto due bambini e, attualmente, conduceva una vita *apparentemente* tranquilla. Queste erano state le parole usate da Giuseppe che, tra l'altro, raccontandosi aveva parlato di sé in terza persona!

Nel primo colloquio mi limitai a sottolineare, attribuendogli la giusta importanza, questo avverbio *apparentemente*, che aveva scelto per descrivere la propria condizione. Che cosa ci raccontava quest'ansia, di Giuseppe?

Quando accade che, nell'apparente tranquillità della propria vita, proprio come un tappo di champagne, qualcosa salti all'improvviso, dovremmo festeggiare e non allarmarci. Questo è ciò che spiego ai miei allievi-pazienti, ansiosi di capire. L'ansia, come qualsiasi altro sintomo si porti in ambito terapeutico, è come il tappo della bottiglia che salta: *è il segno esplosivo che il sistema è andato in tilt!*

In realtà è il nostro inconscio che, attraverso un sintomo, vuole rivelarci cose di noi che abbiamo voluto ignorare ma che è il momento di affrontare, di cambiare e ciò potrà avvenire solo attraverso una presa di coscienza.

Spiegato questo a Giuseppe, continuai ad ascoltarlo mentre continuava a raccontare di sé.

Scoprii che da ragazzo, fino ai 18-20 anni, Giuseppe era snello, praticava con successo la pallacanestro e si considerava, anche grazie al consenso femminile, un bel ragazzo. "Ora che ci penso, ho cominciato ad ingrassare dopo la morte di mio padre, ma non ho dato importanza alla cosa. Lo attribuii alla cessazione dell'attività sportiva che praticavo regolarmente. Furono chili presi e mai più persi."

Gli chiesi che cosa avrebbe voluto fare della sua vita, mi rispose che non ci aveva mai pensato in quanto già a 20 anni lavorava al Comune dove, a suo dire, aveva avuto la fortuna di entrare e dove lavorava tutt'ora. Giuseppe vive in provincia e mi racconta della moglie Giusy, sposata a 26 anni, una ragazza che conosceva da sempre e che fa la sarta; sono arrivati poi i due bambini. Tutto molto tranquillo e regolare.

Ma è proprio quello che Giuseppe avrebbe desiderato realizzare nella vita? Se non fosse stato costretto dagli eventi, avrebbe intrapreso una strada diversa? Affrontare queste domande spinose ha richiesto diversi mesi. È stato un percorso graduale. Mi ero resa conto che Giuseppe non aveva scelto niente di quello che stava vivendo. Non era stato in condizione di scegliere né il lavoro, né il rapporto di coppia, più accettato come inevitabile che desiderato. Il percorso intrapreso da Giuseppe è stato laborioso e non completamente indolore.

Egli, infatti, ignorava molte cose di sé. Durante un incontro di gruppo di bioenergetica, dove si lavorava sulle emozioni attraverso il corpo, Giuseppe fu sollecitato a prendere a pugni un grosso cuscino di gommapiuma con tutta la rabbia che aveva. Inizialmente rifiutò, affermando che non doveva scaricare nessun tipo di rabbia e guardava perplesso altre persone che prendevano a calci e pugni bersagli di gommapiuma.

Dopo un po', facilitato dalla musica ritmata e da qualche domanda un po' provocatoria, cominciò a prendere a pugni un cuscino e a piangere mentre inveiva contro il padre che lo aveva abbandonato. Dopo essersi scaricato fisicamente e aver finalmente liberato emozioni seppellite, mi ricordo che Giuseppe rimase stupito da ciò che era emerso e successivamente, attraverso tecniche di rilassamento, riuscì a contattare anche ricordi e sensazioni che aveva rimosso.

Il lutto per il padre, al quale era molto legato, non aveva avuto modo di elaborarlo stritolato (espressione usata da G.) dalla necessità di occuparsi immediatamente della madre e del fratello più piccolo.

Questa esperienza rappresentò un'importante occasione verso la comprensione di sé stesso e, dopo il primo impatto emotivo, Giuseppe iniziò a essere più sereno mentre i disturbi d'ansia cominciarono a diminuire.

Dopo qualche mese iniziò a perdere gradatamente peso. Giuseppe non ha potuto né voluto apportare grossi cambiamenti nella sua vita, scegliendo però di inserire qualche elemento nuovo.

Ha cominciato a insegnare ai figli la pallacanestro e adesso allena la squadra dei pulcini; ha stabilito nuove modalità di rapporto e di comunicazione con la moglie e, cosa più importante, adesso sa finalmente chi è, cosa vuole dalla vita, da sé stesso e come raggiungere questi obiettivi consapevole di essere il padrone della sua vita e delle sue scelte.

Grazie all'ansia, cioè al sintomo, Giuseppe si è posto delle domande e ha cercato delle risposte. Importante è stato anche l'intervento del suo medico che non si è limitato a curare il sintomo ma gli ha suggerito di indagare. È riuscito così a sciogliere antichi nodi che gli impedivano di vivere appieno.

Ho ritenuto importante soffermarmi su questo caso e di raccontare come ho proceduto, per sottolineare l'importanza che riveste riuscire a contattare le parti più profonde e nascoste di noi stessi e capire, per dirla in parole povere, quante storie ci raccontiamo. Voglio dire, però, che va bene anche questo, che a volte dobbiamo sopravvivere e non abbiamo scelta; ma quando appaiono, nostro malgrado, sintomi che ci raccontano disagi, ignorarli potrebbe farci ammalare seriamente!

SEGRETO n. 2: Ritengo necessario sottolineare ancora una volta l'importanza dell'equilibrio fra i nostri tre aspetti: quello fisico, quello emotivo e quello razionale.

Voglio sottolineare che tale equilibrio è propedeutico per affrontare non solo i chili di troppo, ma anche altri disagi quali ansia, insonnia, attacchi di panico e così via. Questo corso tratta nello specifico dei problemi della dieta e del sovrappeso, ma è importante comprendere che, per affrontare qualsiasi malessere, bisogna arrivare a essere perfettamente in linea con sé stessi, partendo dal famoso "Conosci te stesso".

Tale motto greco è scolpito sul tempio dell'Oracolo di Delfi ed è anche la sintesi dell'insegnamento di Socrate: *"Uomo, conosci te stesso, e conoscerai l'universo e gli Dei"*. Questa è una sollecitazione a cercare risposte dentro di noi.

Patrizia è una ragazza di cui non mi sono occupata a lungo, in quanto venne seguita da una collega. La incontrai tempo fa per una consulenza sessuale, in quanto lamentava di non provare, ormai da parecchi mesi, più nessun desiderio per il marito. Il suo caso è interessante perché era ingrassata di 13 kg in pochi mesi, a causa della situazione di malessere che stava vivendo. Patrizia è una spiritosa ragazza che a 23 anni conosce Fabrizio; lui lavora nell'impresa di famiglia e lei segue all'università i corsi della facoltà di Biologia, materia che l'appassiona moltissimo. Lo studio della biologia marina la porta a girare gli acquari di tutta Europa.

Dopo pochi mesi di relazione Patrizia rimane incinta; i due ragazzi dopo un primo momento di smarrimento sono contenti, si sposano e vanno a vivere, momentaneamente, a casa dei genitori di Fabrizio; la casa è grande e loro occupano la sua vecchia camera. La situazione avrebbe dovuto essere transitoria, in quanto Patrizia aveva la ferma intenzione, dopo la nascita della bambina, di laurearsi e trovare un lavoro come biologa.

Invece l'anno successivo, quando la bambina ha pochi mesi, il suocero muore improvvisamente e Fabrizio si trova costretto a prendere in mano le redini dell'azienda che stava attraversando un periodo di crisi. Un paio di dipendenti si licenziano, il lavoro subisce un calo e Patrizia, a quel punto, si sente in dovere di sostenere il marito iniziando a lavorare per l'azienda. Accantonata l'idea della laurea lavora tutto il giorno con Fabrizio mentre la suocera si prende cura della bambina.

Patrizia osserva come la sua vita, nell'arco di un anno e mezzo, sia cambiata totalmente. Si confida, aspettandosi comprensione, con il marito che, preso però dagli eventi, non dimostra quell'ascolto e solidarietà che Patrizia gli conosceva. Patrizia comincia a rifiutarsi sessualmente e a ingrassare e "mette su" un bel po' di chili in poco tempo.
Quando si rivolge alla psicologa è depressa perché non vede alternative alla situazione.

Il suo cruccio maggiore è di non riuscire a seguire la figlia come vorrebbe non riuscendo neanche più a rapportarsi in modo costruttivo con il marito e con la suocera. Da entrambi si sente obiettare che è lei che esagera, i bambini sono sempre cresciuti anche in mezzo ai problemi .. cos'ha da lamentarsi?

La stessa domanda, provocatoriamente, gliel'ho rivolta anch'io nel corso del nostro primo colloquio. Emerge così la delusione di non essere mai stata, da quando si è sposata, da sola con il marito che ama, ma con il quale non riesce più a parlare; di aver dovuto delegare la crescita di sua figlia e di essersi sentita costretta a lavorare quando avrebbe voluto continuare a studiare.
Le sembra di avere davanti una strada già segnata e di non poter più cambiare niente e il rifugiarsi nel cibo le dà un senso di gratificazione, anche se sa che è la scelta sbagliata.

Questo suo repentino aumento di peso non sembra aver allarmato nessuno; il marito quasi non se ne è accorto e la suocera lo vede come un normale aspetto legato alla vita matrimoniale. Patrizia, pur essendo molto abbattuta, durante questo suo racconto riesce però a tirar fuori la grinta decisa nel voler fare qualcosa per sè stessa.

Non vuole rassegnarsi, afferma che l'età non glielo consente e vuole riprendersi il marito, vuole che torni a essere quello di prima; vuole la sua famiglia e stare finalmente in pace e da soli. Ma non sa come fare.

Le suggerisco di trovare una modalità per parlare a Fabrizio e cercare di spiegargli come si sente e di come, pur amandolo, non abbia più voglia di fare l'amore con lui. "Voglio capire cosa ci sta succedendo." Questo è ciò che chiede Patrizia.

In questo caso l'aumento di peso è davvero un SOS animico. Patrizia aveva davanti due strade, da una parte la strada della rassegnazione e della depressione, dall'altra parte c'era la strada che ha scelto: capire sé stessa, il marito e vagliare tutte le possibilità per "cambiare", anzi, ri-cambiare per tornare a quelli che erano i presupposti iniziali.

La determinazione, l'energia sono indispensabili per riappropriarsi della propria vita.

Dobbiamo ricordare sempre che noi siamo co-creatori del nostro destino e che questo è solo ed esclusivamente in mano nostra.

È innegabile che gli eventi nella vita di Patrizia, dalla morte del suocero all'azienda in difficoltà e le conseguenti nuove responsabilità per il marito, non sono stati certo voluti, ma è proprio di fronte alle difficoltà che dobbiamo armarci e tirar fuori la grinta. Dopo qualche mese di terapia Patrizia, le cui vicende ho continuato a seguire, è riuscita ad avere un quadro più chiaro di sé stessa e della situazione familiare. È riuscita a segnare un punto a suo favore: con fermezza ha detto al marito di voler fare un orario ridotto. Ora segue di più la bambina e si è iscritta di nuovo all'università, appoggiata dai suoi genitori. Ancora non ha concluso molto, però già il riprendere le frequentazioni con i vecchi colleghi la fa sentire meglio.

Essendo più tranquilla ha incoraggiato il marito a parlare e questi gli ha raccontato del disagio vissuto fra vecchie e nuove responsabilità e la paura di non farcela; ora sono più vicini e affrontano le cose insieme. Patrizia ha cominciato a perdere peso perché ha ripreso a mangiare in modo regolare e ha smesso di ingurgitare tutto quello che le capitava.

Riuscire a seguire la propria figlia l'ha molto rasserenata; ha deciso che l'anno prossimo la porterà all'asilo e nel tempo libero riprenderà a studiare.

Continuerà ad aiutare il marito di cui ha compreso le difficoltà essendo riuscita, cambiando le modalità di approccio, a farlo aprire. Un successo! Auguri Patrizia.

L'importanza di questo percorso, e lo ribadirò sempre, è la consapevolezza.

Se non sappiamo chi siamo, cosa vogliamo e, soprattutto, se non abbiamo la percezione del nostro corpo, della nostra mente e della nostra anima, non potremo progredire e ci limiteremo ad assistere come spettatori alla nostra vita invece di esserne i protagonisti.

Ho pazienti di età e stato sociale fra i più vari, e molti di loro portano avanti rapporti sentimentali e amicali, hobby, sport, tempo libero, senza consapevolezza; vivono tutto in modo automatico, senza in realtà *starci dentro*. Questo significa vivere una realtà che non ci appartiene, in modo quasi automatizzato. Spesso la situazione si aggrava perché si ricorre al virtuale e ci si proietta in un'altra vita parallela che, in realtà, è solo un'ombra. Si coltivano le amicizie via chat, si conosce gente, ci si innamora e si fa sesso, sempre virtualmente.

Questa non è la vita reale, è una vita spersonalizzata e ne faremo, purtroppo, le spese, quando sarà necessario *prendere davvero in mano la nostra esistenza*. Da ciò la necessità di ri-cominciare da noi stessi.

Quando si prende la decisione di andare da un dietologo, si prende una decisione che riguarda la propria vita.

Si deve capire, però, che cambiare qualcosa fuori, cioè nel corpo, significa effettuare un cambiamento più radicale di quanto immaginiamo.

Assimilato questo concetto, in realtà non cambierà solo l'aspetto fisico ma molto di più. Per questo è così importante il sostegno psicologico, perché gli aspetti da affrontare sono molti.

Ogni cambiamento, fosse un trasloco, o un cambiamento di lavoro, o la fine di un'amicizia, per non parlare poi della fine di una storia o un lutto, comporta una trasformazione totale del nostro corpo, del nostro cuore e della nostra mente. Più è grande e destabilizzante il cambiamento più saranno numerosi gli strumenti che dovremo affilare per affrontarlo. Ma saremo sempre in grado di riuscire a tirare fuori capacità delle quali non sospettavamo neanche l'esistenza, e il cervello sarà costretto a nuove sinapsi stimolando, a cascata, tutto il sistema.

D'altronde i cambiamenti sono indispensabili e necessari per tenerci svegli, all'erta; andando avanti negli anni infatti si raccomanda di tenere sempre allenata la mente con letture, studi di lingue nuove, esercizi, parole crociate, rebus, sudoku ecc., insomma c'è necessità, ogni tanto, di scariche di adrenalina per tenerci attivi.

In ugual misura, se decidiamo di affrontare una dieta, cogliamo l'occasione non solo di perdere chili ma di rivoluzionare parte del nostro sistema di vita e permettere al nuovo di entrare nella nostra esistenza liberandoci, all'occorrenza, di vecchie situazioni. I nostri chili di troppo sono là proprio per questo, sono un sintomo importante, un promemoria, una spia che segnala che è arrivato il momento di agire!

Per "parte fisica" si intende il corpo, il nostro hardware; attraverso esso noi ci presentiamo agli altri. Il nostro corpo ha molti mezzi per esprimersi, ad esempio come ci vestiamo: attraverso l'abbigliamento inviamo segnali importanti, possiamo essere più o meno eleganti, curati, pettinati, griffati, trasandati e via di seguito. Il nostro corpo parla attraverso il movimento, e quindi come ci muoviamo quando entriamo in un posto dove non siamo mai stati; o come quando ci rivolgiamo a persone che non conosciamo tenendo il corpo eretto, o contratto, avendo le spalle curve o la postura esitante.

Come portiamo in giro il nostro corpo farà la differenza: quando entriamo in un posto pieno di gente incediamo guardandoci furtivamente intorno, oppure entriamo a spalle erette, testa alta, con lo sguardo che gira in tondo, curiosi di osservare ciò che ci circonda?

Mai perdere occasione di osservare il nuovo e di ammirare il bello quando si incontra. Mai smettere di stupirsi per tutto quello che il mondo e la vita hanno da offrire.

La vita offre mille possibilità, tutti invitati di riguardo allo stesso banchetto. Non sentiamoci come se rubassimo qualcosa, come se non ci meritassimo quello che la mensa propone quando capita che ci arrivino occasioni per cambiare la propria vita. A questo scopo è importante diventare consapevoli del proprio corpo, percepirne l'importanza, l'essenza, il peso specifico; un insieme di complessità dato da qualità intrinseche ed estrinseche. Acquisire un bel corpo e poi non saperlo *portare* a che ci serve?

Dobbiamo imparare a visualizzare e a introiettare l'immagine perfetta del nostro fisico, mantenerla fissa nella mente e andarla poi a realizzare. Quando ci rappresentiamo mentalmente, immaginiamoci già con l'aspetto che vogliamo raggiungere e sentiamoci realmente orgogliosi della nostra immagine. In questo modo il corpo andrà ad allinearsi con l'aspetto mentale che abbiamo di noi stessi. Quando dopo le diete si riacquista il peso è perché avviene esattamente il contrario.

Capita che quando si dimagrisce la nostra mente continui a rimandare sempre l'immagine *grassa* di noi stessi.

Allora il corpo, diligentemente, correrà ai ripari per adeguarsi alla forma che abbiamo mentalizzato. Dobbiamo invece *switchare* ed eseguire l'operazione inversa. È importante, inoltre, per mantenere sempre il contatto con la nostra massa fisica, imparare ad avvalerci anche del semplice mezzo della respirazione.

La respirazione è un movimento involontario che ci mantiene in vita e che ci dà energia; compiere questo semplice gesto in modo consapevole porterà cambiamenti nella nostra vita.

La mattina, appena svegli, davanti alla finestra aperta (tempo permettendo) inspiriamo riempiendo i polmoni, contando mentalmente e lentamente fino a 5. Dobbiamo sentire l'aria e con essa l'energia che entra nel nostro corpo riempiendo i polmoni, ossigenandoci e attivando tutte le funzioni vitali, metabolismo compreso; tratteniamo l'aria riempiendo bene i polmoni contando sempre fino a 5, cercando di visualizzare l'energia che scorre liberamente all'interno di noi, purificandoci. Dopo di che, espiriamo lentamente dalle labbra il più a lungo possibile immaginando di eliminare tutte le tensioni e le preoccupazioni che ci ostacolano.

Dobbiamo avere la sensazione che i polmoni siano completamente svuotati. Fatelo per tre, quattro volte. Potrebbe capitare le prime volte che vi giri la testa, non preoccupatevi, è normale. È la reazione del fisico non abituato a questa abbuffata di ossigeno, però fatelo regolarmente e ne avrete benefici. Una corretta respirazione è l'unico mezzo per metterci in contatto profondo con il nostro corpo. Quindi, mi raccomando: ricordatevi di respirare!

Avere un peso in eccesso non rappresenta un problema per tutti. Conosco persone "grassottelle" che vivono tranquillamente la loro morbida condizione, amano i piaceri della tavola e sono allegri e conviviali. Hanno una buona vita di coppia e sono soddisfatti della propria vita. Alla luce di queste realtà la domanda che viene da farci è: ma è così importante rientrare nel peso forma? Davvero raggiungere il peso ideale darebbe alla nostra vita il giusto ritmo e la giusta motivazione?

Come già detto, il peso "giusto" è diverso per ognuno di noi, non è il peso che ci indica la bilancia ma è la condizione fisica nella quale stiamo bene, l'abito con il quale ci sentiamo a nostro agio. A volte non è necessario perdere peso quanto fare attività fisica regolare che ci permetta di diventare più "tosti", più scattanti.

Se dobbiamo correre dietro all'autobus, possiamo essere magri e avere il fiatone oppure avere qualche chilo di più ma correre senza andare in debito d'ossigeno.

SEGRETO n. 3: Lo scopo, l'obiettivo che vogliamo raggiungere, cioè come in realtà vogliamo diventare, è squisitamente personale. Per cui sarà bene parlare non di chili da perdere ma di forma fisica da trovare o ritrovare.

Dimagrire perché tutti sono magri non ha senso. Non dobbiamo inseguire mode che vogliono ora uomini con spalle larghe o donne senza fianchi e senza seno; magari tornerà in auge la donna formosa e l'uomo emaciato e glabro. Cerchiamo invece, e con consapevolezza, di trovare la condizione giusta per noi e se riusciremo a raggiungerla con un percorso "da svegli e a occhi aperti", non la perderemo più perché l'avremo interiorizzata.

Lo scopo che si prefigge questo manuale è il raggiungimento di uno *stato d'essere armonico* e rispondente alla nostra essenza. Negarci la possibilità di un cambiamento rappresenta spesso un alibi, una bugia che ci raccontiamo per evitare di operare una seppur minima modifica in ciò che siamo.

Affrontare una dieta non è impresa da poco, che si debbano perdere 5 o 20 kg. La situazione da affrontare comporta innanzitutto una presa di coscienza sull'attuale stato psico-fisico e poi la consapevolezza di una serie di modifiche che dovremo andare ad attuare se vogliamo raggiungere lo scopo prefissato.

Sarebbe interessante ogni tanto, sedersi e annotare su un foglio l'ultima volta che si è operato un cambiamento nella propria vita, fosse anche solo il cambio del profumo o della pettinatura.

Magari è passato troppo tempo? Sarebbe fondamentale e propedeutico alla dieta, cioè all'acquisizione di nuove e più sane regole alimentari, riuscire ad attuare un solo un piccolo cambiamento nella propria quotidianità.

Decidiamo cosa modificare, sostituire o eliminare. Quante sono le cose che ci trasciniamo dietro e che non ci appartengono più? Facciamoci questa domanda per verificare la reale disponibilità alla trasformazione.

Sbarazziamoci di qualcosa che non ci conviene più tenere e facciamo un piccolo esame di coscienza. Se riuscissimo a operare un mutamento, a modificare qualcosa delle nostre abitudini senza inventare scuse; insomma se riuscissimo in qualcosa che mai avremmo pensato di fare, allora saremmo davvero pronti.

Ciò equivarrebbe al poter finalmente osare, a non accampare più giustificazioni come ad esempio faceva Fabio perché riteneva di non essere in grado. Avremmo constatato che quello che pensiamo possiamo realizzarlo praticamente. Non c'è niente che ci sia precluso, niente di impossibile.

Basta esserne convinti. Non dobbiamo neanche pensarci troppo. Agiamo. Ora. Adesso. Né fra un minuto, né domani. In questo preciso istante, mentre stiamo leggendo.

Buttiamo il pacchetto di sigarette; prendiamo il telefono e facciamo quella chiamata; buttiamo nel secchio quel pacco di lettere o cancelliamo quel famoso numero dal nostro cellulare; mettiamoci un paio di scarpe comode e andiamo a camminare veloci per mezz'ora; apriamo l'armadio o quel cassetto e liberiamoci di quelle cose vecchie che teniamo solo perché ci ricordano chissà cosa.

Ognuno di voi è in grado di capire quello che intendo dire e sa perfettamente, quindi, cosa fare e come muoversi. Cambiare non solo si può ma si deve. Provare per credere. Senza aspettare che gli eventi agiscano al posto nostro e ci vedano vittime apparenti di sconvolgimenti. Agiamo per primi. Questo ci darà un vantaggio! Il vantaggio, forse per la prima volta nella nostra vita, di essere protagonisti e non più spettatori di quella che è *la nostra vita*!

Scrivere questo corso rappresenta anche per me un rivedere e rinforzare convinzioni la cui attendibilità ho verificato e toccato con mano. Anch'io ho preso in mano il cellulare e ho cancellato un numero di telefono che non aveva più senso conservare. Siamo facilmente prede di inutili amarcord, ma se non abbiamo il coraggio di disfarci del vecchio, poi non lamentiamoci se all'orizzonte non appare nulla di nuovo!

E adesso è arrivato il momento di affrontare un importante aspetto senza il quale non andremo da nessuna parte, solo che adesso sappiamo dove vogliamo arrivare, giusto?

RIEPILOGO DEL CAPITOLO 2:

- SEGRETO n. 1: I chili di troppo sono un sintomo, soprattutto se accumulati in poco tempo. Dietro l'aumento repentino di peso c'è sempre una motivazione.

- SEGRETO n. 2: Ritengo necessario sottolineare ancora una volta l'importanza dell'equilibrio fra i nostri tre aspetti: quello fisico, quello emotivo e quello razionale.

- SEGRETO n. 3: Lo scopo, l'obiettivo che vogliamo raggiungere, cioè come in realtà vogliamo diventare, è squisitamente personale. Per cui sarà bene parlare non di chili da perdere ma di forma fisica da trovare o ritrovare.

Capitolo 3:
Come riuscire a diventare chi voglio

Se finora abbiamo affrontato la parte sottile, energetica del nostro approccio al nuovo, adesso entriamo nel vivo del cambiamento che vedrà un nostro rifiorire da antiche spoglie. Andiamo a riappropriarci del nostro vero Sé.

SEGRETO n. 1: Una regola importante da seguire è che, se introduciamo una nuova abitudine alimentare o un nuovo sistema di vita, questi non dovranno essere mai radicali e cruenti.

Cicerone insegnava che *cum lento pede* si arriva dappertutto e, soprattutto, ci si resta. Sarà meglio perdere 2 kg e consolidarli per una-due settimane, ci si abituerà così al giro di vita più sottile o ai ritrovati lineamenti del viso per proseguire poi oltre, a poco a poco. Abituarsi al nuovo non è mai facile, deve essere un approccio graduale, volto a smorzare la fisiologica resistenza al cambiamento.

Mi raccontava un'amica americana che il suo dietologo le ha fatto perdere 10 kg in un anno, poco più di 9 etti al mese!

Non riuscire a dimagrire o a mantenere i chili persi è una bugia che ci raccontiamo, un alibi dietro al quale ci nascondiamo per non voler sradicare antiche e ossidate convinzioni.

A proposito di resistenze e alibi, trovo interessante citare il caso di Diego, un ragazzo giovanissimo, di soli 22 anni ma già con un ragguardevole peso che andava oltre il quintale. Diego, dopo aver peregrinato per vari dietologi, ebbe la fortuna di incontrare un vecchio professore che si interessò al suo caso. In effetti il ragazzo mangiava in modo smisurato e aveva, inoltre, l'abitudine di segnare tutto ciò che mangiava in una lista che si portava sempre dietro quando andava dai dietologi.

Diego riusciva a dimagrire 5-6 kg, ma poi riprendeva peso perché non era capace di seguire una dieta in modo puntuale e continuativo; inizialmente seguiva le prescrizioni dei medici, ma trovandole molto rigide rispetto alle sue abitudini alimentari, si demoralizzava e ricominciava a mangiare. Era cosciente che il peso eccessivo minava sia la sua salute fisica che quella psichica; soffriva infatti di periodi di depressione perché non vedeva una via d'uscita.

Il professore, che ebbe con lui alcuni colloqui, non affrontò mai con Diego il problema della dieta, puntò invece il focus della conversazione sulla sua giovane età e su quello che avrebbe potuto fare e realizzare come studi, viaggi, investimenti personali ecc. Tutti questi progetti, però, correvano il rischio di essere boicottati dal peso eccessivo per cui, se non fossero cambiati i presupposti, cioè se Diego non si fosse messo d'impegno, sarebbero rimasti solo sogni.

Alla fine del colloquio, quando Diego si aspettava di ricevere l'ennesima dieta, il professore gli chiese la lista di quello che mangiava giornalmente e che il ragazzo aveva con sé. La lista era veramente importante: circa 20 biscotti con un litro di latte con il cacao al mattino, a pranzo 250 gr di pasta e spuntini, merende e varie. Il professore non si scompose nel leggere l'elenco ma, penna alla mano, si limitò a eliminare 40 gr di pasta, un paio dei numerosi spuntini e i biscotti, sostituendoli con del pane biscottato. Diego rimase letteralmente di stucco. Il professore gli chiese se era d'accordo sui tagli operati e ovviamente il ragazzo annuì, entusiasta di poter continuare a mangiare quasi come prima, gratificato della prospettiva di non dover più soffrire la fame.

Grande stratega questo dietologo, oltre che fine psicologo, purtroppo scomparso da qualche anno. Non aveva imposto nulla di pesante a Diego, nulla che egli non potesse seguire facilmente; lo aveva portato, invece, a considerare la sua giovane età e gli anni che stava in qualche modo sprecando mentre osservava la propria vita affacciato alla finestra, senza avere la possibilità di poterla vivere da protagonista. Diego dimagrì 2 kg in 10 giorni senza nessun sacrificio.

Per il ragazzo avere in mano per la prima volta la conduzione della sua esistenza fu eccitante. Tornò dal professore per qualche altro incontro e per aggiustare qualcosa in quella dieta che, ormai, aveva deciso consapevolmente di seguire. Quando il professore gli raccomandò anche di camminare almeno mezz'ora al giorno, aumentando progressivamente lo sforzo fisico, Diego seguì facilmente e regolarmente la prescrizione. Il metabolismo subì un'accelerata e, anche se più lentamente rispetto alle diete precedenti, Diego dimagrì responsabilmente e non riprese più i chili persi. In lui era davvero cambiato qualcosa dentro e, di conseguenza, anche fuori, nel corpo.

Queste sono le terapie migliori, quelle che operano facendo scattare una molla nel paziente, in modo che egli si senta creatore e responsabile della propria dieta e nel contempo della propria salute.

SEGRETO n. 2: La dieta non deve essere sottrazione drammatica di cibo ma deve essere semplicemente una rieducazione, anzi, una vera e propria educazione alimentare.

Sarebbe auspicabile se potessimo assistere a programmi televisivi sulla giusta e corretta alimentazione e se questa venisse insegnata nelle scuole. Bambini responsabili che berrebbero meno Coca-Cola e mangerebbero meno merendine. Mera utopia!
Tornando al nostro programma, sarebbe opportuno che chi ha problemi di peso scrivesse per una settimana tutto ciò che mangia;

è un supplizio, però solo così si avrebbe la misura delle abitudini da correggere o mantenere. Probabilmente ci si accorgerebbe che non si mangia troppo ma che si mangia semplicemente male.

Cedete facilmente ai fuori pasto calorici e tentatori?
Assumendo a pranzo 70-80 grammi di pasta integrale con sugo di pomodoro e basilico e una spolverata di parmigiano, l'organismo non richiederebbe dopo poche ore qualcosa di dolce, perché sarebbe ancora sazio per i carboidrati assunti. Inoltre, sarebbe buona regola per ognuno di noi consumare giornalmente 5 porzioni fra frutta e verdura; i glucidi contenuti nella frutta e nella verdura terrebbero lontano il desiderio di zucchero, allontanando così anche il desiderio di cose dolci.

I fuori pasto, magari leccornìe ricche di calorie, gratificano sul momento ma vengono assimilati immediatamente, per cui il senso di sazietà regalato è di breve durata. Sarebbero invece da preferire alimenti integrali ricchi di fibre che, tenendo impegnato più a lungo il nostro sistema digestivo, prolungherebbero il senso di sazietà.

Conoscere come funziona il proprio corpo e avere almeno nozioni fondamentali di alimentazione sarà sufficiente per eliminare abitudini sbagliate. Anche in questo campo, come per altri aspetti che abbiamo già trattato, è sempre questione di consapevolezza. Non mi stancherò mai di ripetere che noi siamo ciò che mangiamo, come già diceva Ippocrate.

Più del 50% delle patologie di cui si ammala l'uomo (i famosi sintomi di qualcos'altro), è ormai risaputo che sarebbero contrastabili seguendo soltanto una corretta alimentazione. Purtroppo sono pochi i medici competenti in materia di nutrizione, per cui vi consiglio, in caso se ne abbia necessità, di rivolgervi a nutrizionisti, naturopati, omeopati che, avendo un diverso approccio nei confronti dell'individuo, vi accompagneranno verso la conoscenza di voi stessi e delle vostre esigenze!

Grazie anche ai vari esercizi mentali e fisici spiegati precedentemente, dovreste essere arrivati a conoscere e riconoscere il vostro corpo, i suoi segnali e ciò che vi fa star bene. Tutto dovrebbe essere mantenuto in perfetto equilibrio; l'aspetto dietologico da solo è sufficiente a raggiungere il peso ma certo non a mantenere in equilibrio tutto il resto.

Come già detto, il tipo di dieta che avrete intenzione di seguire non è poi così importante. Dopo la dieta noi dovremo comunque ricominciare, seppur in modo controllato, a mangiare di tutto; sembra ovvio e logico, perciò, seguire un regime che non escluda nulla dalla nostra tavola.

Mi sono trovata molto bene con la dieta Zona del dr. Bears, che prevede a ogni pasto sia grassi che proteine che carboidrati. Come già detto, con questa dieta sono dimagrita 4 kg in poco più di un mese e, cosa più importante, ho acquisito la semplice nozione che si basa sull'importanza di mantenere il livello di insulina nell'organismo. La dieta Zona prevede fino a cinque pasti al giorno e si articola su 40% di proteine, 40% di carboidrati e 30% di grassi che devono essere assunti a ogni pasto. In ogni caso qualsiasi dieta non dovrà mai essere mortificante per il corpo e per lo spirito, altrimenti si corre il rischio di un abbattimento del tono umorale.

Essere magro ma triste, *cui prodest*? Essere magri non è tutto, lo sanno molte modelle che, anche al top della loro carriera e al top della loro forma fisica, soffrono di depressione, disturbi del sonno, ansia ecc. Non siamo modelle o modelli, per cui lo scopo del nostro cammino è stare bene dentro al nostro corpo cioè stare bene con noi stessi!

Allora, il passo è stato fatto: *Alea iacta est.* Adesso abbiamo la nostra dieta e non ci resta che seguirla, con la consapevolezza che questo sarà l'inizio di un viaggio la cui mèta non sarà perdere solo 5 o 20 kg ma qualcosa di più!

Una cosa importante, lungo il percorso, è l'alleanza familiare; se non viviamo da soli sarà impossibile, durante questo periodo, non coinvolgere anche gli altri componenti della famiglia. Verrebbe da pensare che dovrebbero essere tutti solidali con voi per sostenervi magari evitando, in quel periodo, di cucinare manicaretti succulenti o preparare dolci irresistibili. Anche gli amici dovrebbero avere un occhio di riguardo organizzando cene leggere oppure dei dopo cena.

Non costerebbe niente a nessuno un po' di empatia, considerando che affrontare seriamente una dieta comporta sempre rinunce e sacrifici. Ahimè, non vi aspettate solidarietà perché non ne avrete, almeno non tutta quella che sperate.

Proprio dentro casa, spesso, si hanno i peggiori guastatori. Mi raccontava un'amica, Elisa, che qualche anno fa decise di seguire un regime particolare; lo fece innanzitutto per sé stessa, per sentirsi meglio con il proprio corpo ma anche perché era arrivato il momento di cambiare qualcosa nella propria vita. Il marito, prima che lei si decidesse a intraprendere questa cura dimagrante, non perdeva occasione per sottolineare quanto fosse grassa e di come si fosse lasciata andare.

Elisa riuscì a perdere 12 kg in circa 5 mesi, con grande determinazione ma anche con grande sacrificio, in quanto doveva quotidianamente cucinare per il marito e per il figlio. In quel periodo, il coniuge non solo non ebbe mai una parola di elogio nei confronti della moglie per la costanza dimostrata, ma qualche sera, quasi come ironica sfida, portò dei dolci a casa, cosa che non aveva mai fatto prima.

Dopo circa un anno, a risultato conseguito, Elisa si separò dal marito; la decisione era stata maturata nel tempo antecedentemente alla dieta e, dato lo scenario del suo matrimonio, rappresentava l'unica scelta possibile. Esercitare una forza di volontà tale da seguire un regime per 5-6 mesi aveva reso Elisa cosciente di poter operare anche altri importanti cambiamenti nella sua vita.

Questo è un esempio classico che dimostra che quando si va ad affrontare un cambiamento, questo non è mai solo fisico; forse a Elisa, come nel caso di Susanna, i chili di troppo impedivano di capire quello che in realtà voleva. Oggi, a distanza di anni, Elisa è una donna dall'aspetto energico e dal sorriso accattivante che ha raggiunto anche la mèta che si era prefissata. È riuscita a scrivere un libro cui teneva moltissimo ed è riuscita a mantenere i chili persi comprendendo, grazie anche a un percorso terapeutico, che l'equilibrio è uno stato dell'essere dal quale si entra e si esce in continuazione.

Responsabili del nostro equilibrio e, viceversa, complici dei nostri disagi sono anche le situazioni esterne. Sappiamo che ciò che avviene intorno a noi in campo affettivo, familiare, lavorativo e così via condiziona profondamente il nostro benessere. Dopo aver sperimentato cosa significhi essere in armonia con sé stessi, anche se andremo incontro a eventi spiacevoli, saremo facilmente in grado di riallinearci e raggiungere di nuovo e rapidamente il nostro personale equilibrio.

Equilibrio che, aggiungo, non dovremmo comunque mai permettere a nessuno di mettere a repentaglio!

Insisto molto su questo punto perché tutto è collegato; "l'essere armonico" lo è a 360 gradi, è un *continuum* fra il proprio benessere fisico, la propria interiorità e la parte razionale cioè la mente, che è quella che va in qualche modo addomesticata.

Una volta diventati perfettamente consapevoli di chi siamo e di dove vogliamo arrivare, anche se durante una bella vacanza arricchiamo il nostro corpo di un paio di chili stiamo pure tranquilli che sarà facile tornare al peso forma facilmente e in modo naturale.

Sarà piacevole, allora, cedere alla tentazione di una doppia porzione di tiramisù alle fragole o a un piatto di linguine all'astice, coscienti che il nostro peso e la nostra vita sono realtà acquisite, essendone noi stessi gli unici incontrastati padroni. A questo punto ben venga cedere! Gusteremo gli extra sapendo che ormai è tutto squisitamente e armoniosamente sotto controllo.

Iniziare, anzi, principiare una dieta, come qualsiasi altra cosa nella nostra vita che comporti un cambiamento, è una decisione che – abbiamo ormai compreso – coinvolge anche amici e familiari. Quante altre volte abbiamo iniziato diete che poi sono fallite? Quante altre volte abbiamo annunciato cambiamenti che poi non abbiamo realizzato?

Questa volta sarà diverso perché non andremo a fare soltanto una cura dimagrante, ma a realizzare la nostra immagine interiore che rispecchia non solo un corpo piacevole e armonico, ma anche la consapevolezza di un'interiorità risvegliata e propositiva. Questa, inoltre, sarà una preziosa occasione per imparare a farci rispettare e offrirà la possibilità di instaurare nuove tipologie di rapporti; insomma, dieta come opportunità per rivedere e rimettere in discussione un po' di cose!

Seguire un regime alimentare particolare non fa di voi persone speciali o diverse. Le vostre frequentazioni non dovranno subire arresti. Non dovete pertanto rifiutare inviti fuori, soprattutto se non sono previste preclusioni di alimenti; andate quindi tranquillamente fuori a cena. Mangiare una bruschetta, un pesce arrosto e un'insalata o verdure, significa fare una cena normale, anche se ovviamente senza vino, se no che dieta è? Alla fine potrete anche concedervi una fetta di ananas o delle fragole al naturale. Bello, no?

Imparare a rifiutare, a dire no: anche questo è un esercizio. Imparare a far rispettare le vostre esigenze rafforzerà anche la vostra autostima. Chiedetevi finalmente perché le ragioni degli altri dovrebbero essere più importanti delle vostre. Avete il diritto di essere rispettati nelle vostre scelte di vita, così come voi rispettate quelle degli altri.

Parlando di regimi alimentari, sono sempre stata contraria a quelli di moda o particolarmente restrittivi o che si concentrano solo su proteine o altro. Un'eccezione però la faccio nei confronti del digiuno breve. Una volta la settimana pratico il digiuno delle 16 ore, che osservo dal pomeriggio alle 16 fino alle 8 del giorno dopo. Anche osservare per due, tre giorni l'esclusiva assunzione di estratti o passati di verdura, può contribuire a migliorare lo stato fisico. In ogni caso non sussistono controindicazioni, seguendo questo regime, a meno che non si abbiano patologie particolari.

Altro dilemma: pesarsi, come e quando? Ci sono diverse scuole di pensiero su quando pesarsi, settimanalmente oppure ogni 15 giorni? Io consiglio di pesarvi tutte le mattine appena alzati dal letto, solo con gli slip e dopo aver fatto la pipì.

Pesarsi sempre allo stesso orario indicherà com'è andata il giorno prima. Certo, ci saranno alti e bassi ma non importa, sarà il peso settimanale che farà la differenza. Anche solo mezzo chilo in una settimana andrà bene, l'importante è consolidarlo. Un chilo è composto da 500 gr moltiplicato 2 e da 250 gr per 4, per cui non scoraggiatevi. Andate avanti anche 100 gr alla volta!

È un cammino vostro, di cui solo voi potete stabilire la tabella di marcia; trovate un vostro andamento e sperimentate cosa mangiate più volentieri e in che modo perdete peso più velocemente.
Ad esempio, personalmente mi trovo meglio mangiando la sera pesce e insalata che non carne e verdure. Per cui l'importante è imparare a conoscersi.

Fate gli esercizi di consapevolezza (avete imparato cos'è la propriocezione, per cui oramai dovreste essere esperti), di respirazione e grounding, la cui combinazione vi farà sentire continuamente presenti a voi stessi: Qui e Ora. Esercizi che, se eseguiti regolarmente, anche se smarrirete la strada vi riporteranno sempre, nuovamente, sul tracciato che voi avete scelto di seguire.

Con la vostra immagine ideale ormai interiorizzata, chi vi fermerà più? Siete a dieta! Avete già preso dimestichezza con quello che è giusto mangiare; qual è la giusta alimentazione e quello che è corretto assumere per il vostro corpo e allora avanti, soddisfatti, giorno dopo giorno, dei risultati raggiunti. Fare quotidianamente gli esercizi di respirazione la mattina davanti alla finestra vi farà assimilare energia e ottimismo.

Il grounding magari al ritorno dal lavoro per rilassarsi e poi la sera, andando a letto, costituisce un bell'esercizio di rilassamento che servirà a chiudere la giornata in bellezza e armonia. La parola armonia deve essere la vostra parola chiave, armonia dentro e fuori di voi.

Cambiate occhiali, indossatene un paio rosa e iniziate a osservare tutto con ottimismo. Dopo un po' continuerete a vedere colorato anche senza occhiali perché vedrete con gli occhi della mente.

Come consigliato dalla dieta Zona o dal dietologo dal quale state andando o andrete, sarà indispensabile fare attività fisica per accelerare il metabolismo; chi non l'avesse mai praticata potrà cominciare con 15-20 minuti al giorno di camminata veloce, aumentando gradatamente il tempo. Raccomando scarpe comode, possibilmente un paio da running. A mano a mano che procederete nel vostro percorso di rinascita, e ormai sufficientemente pratici nel raggiungere relax ed equilibrio come e quando volete, vi renderete conto che cambierà qualcosa a livello più profondo.

Quando si imparano i semplici esercizi descritti in questo corso, e soprattutto se si praticano quotidianamente e con regolarità, avverrà un cambiamento a tutti i livelli: a livello fisico, ed è il motivo per cui avete approcciato questo corso, ma anche a livello mentale ed emotivo.

Avrete imparato a contattare le vostre emozioni senza più temerle, e come il nostro amico Fabio sarete, da adesso in poi, capaci di andare a leggervi dentro e di comprendere finalmente ciò che vi bloccava, tenendovi come in ostaggio, cristallizzati dentro un corpo che non vi apparteneva.

Vi siete regalati un paio di ali nuove con le quali potrete spiccare il volo per mete, finora, soltanto sognate. Potrà accadere che si sciolgano antichi nodi, che si rincontrino persone o parenti con i quali c'era qualche sospeso; accadrà che vi si aprano situazioni e possibilità nelle quali non speravate più. Succederà anche che riuscirete a tagliare finalmente rami secchi. È giunto ormai il momento di cominciare a viaggiare leggeri.

Sono ripetitiva in quello che dico, sembra che io batta e ribatta sugli stessi tasti, ed è vero. *Repetita iuvant,* e se ve lo dico in latino vuol dire non solo che sono un'appassionata latinista ma anche che i latini, con i loro aforismi, erano molto più incisivi di noi che usiamo mille parole per esprimere uno stesso pensiero. Ripetere aiuta. Verissimo. Se conosceste i concetti qui esposti non vi servirebbe questo corso, ma se lo state leggendo vuol dire che o ne siete a digiuno oppure volete rivedere idee che avevate magari poco chiare ma di cui sospettavate, giustamente, l'importanza.

I vostri sospetti sono più che fondati, infatti le tesi che vi ho illustrato e che continuerò a illustrarvi nel 4° e ultimo capitolo, sono certamente conosciute, usate e collaudate.

SEGRETO n. 3: è indispensabile che vi sottolinei la necessità di *sperimentare*: non dovete credermi ciecamente, anzi, dubitate. Poiché se dubitate, allora per verificare, *sperimentate*!

Sempre per citare i latini, i nostri padri, essi affermavano, come ci ricorda Cartesio, che *dubium sapientiae initium*. Cosa c'è di meglio del dubbio per farci andare oltre? L'uomo dalle mille certezze deve spaventare. Oggi non c'è nulla di certo, di assolutamente stabile. Il dubbio ci spinge a porci delle domande e questo è l'inizio del progresso e della conoscenza.

Senza addentrarmi in considerazioni filosofiche che, se vorrete, approfondirete in altre sedi, il mio scopo principale è darvi l'unica certezza che potrà, da adesso, farvi crescere e progredire: la certezza della vostra consapevolezza. Del vostro essere interiore fermo, equilibrato, propositivo. Dopo di che, affrontiamo pure l'ultimo capitolo che vi vedrà persone nuove. Alla scoperta del vostro nuovo essere e, se tutto questo avverrà sempre con i vecchi chili addosso, benissimo. Avrete scoperto che vi piacete così, che così avete molto di più da dare al mondo e a voi stessi!

RIEPILOGO DEL CAPITOLO 3:

- SEGRETO n. 1: Una regola importante da seguire è che, se introduciamo una nuova abitudine alimentare o un nuovo sistema di vita, questi non dovranno essere mai radicali e cruenti.

- SEGRETO n. 2: La dieta non deve essere sottrazione drammatica di cibo ma deve essere semplicemente una rieducazione, anzi, una vera e propria rieducazione alimentare.

- SEGRETO n. 3: È indispensabile che vi sottolinei la necessità di *sperimentare*: non dovete credermi ciecamente, anzi, dubitate. Poiché se dubitate, allora per verificare, *sperimentate*!

Capitolo 4:
Come raggiungere il mio nuovo Sé

Iniziamo l'ultimo capitolo che vi vede con il peso forma già raggiunto o in via di realizzazione, oltre a trovarvi in una consapevolezza di voi stessi che vi ha aperto nuovi orizzonti e nuove prospettive. Avrete senz'altro notato che, lavorando e impegnandovi per migliorare un aspetto qualsiasi di voi, proprio su quell'aspetto verrete sollecitati maggiormente. Verrete "tentati" proprio là, dove faticosamente vi state impegnando.

Tempo fa un amico, che aveva smesso di fumare da circa sei mesi dopo molti e vani tentativi che non erano mai andati oltre la settimana, si trovò a ospitare un conoscente che, per sdebitarsi della cortesia ricevuta, pensò bene di portargli in regalo sei stecche di sigarette della sua marca preferita. Di fronte a tutto questo ben di Dio il mio amico vacillò, spiegò che era riuscito ad arrivare faticosamente a sei mesi di astinenza ma poi…. aveva ceduto. Riprese a fumare ed è tuttora un fumatore incallito. Non seppe dire "no"!

Venne messo alla prova proprio quando si stava faticosamente impegnando. Poco consapevole, in realtà, della strada intrapresa, non aveva letto quel regalo come una sfida giunta proprio per testare la sua determinazione e un'occasione per consolidarla, ma bensì una tentazione alla quale cedere, quasi come un segno del destino.

Questi allettamenti vi si presenteranno molto frequentemente e sotto qualsiasi forma; sarete più sensibili nel riconoscerli e nel voler cedere loro, dato che ne state sperimentando l'astinenza. Vi assicuro che proprio quando inizierete la dieta, ogni persona che conoscete darà tutti i pranzi, cene e banchetti del mondo; al punto che vi chiederete se non si siano messi d'accordo nel congiurare contro di voi. Ma voi dritti per la vostra strada, saldi come rocce nel vostro percorso quotidiano che nessun piatto di fettuccine o altro riuscirebbe più a minare.

SEGRETO n. 1: Quello che avete imparato finora è applicabile in qualsiasi ambito della vostra vita; una volta sviluppate volontà e costanza, non vi sarà più precluso nulla.

I monaci zen affermano che la volontà, per chi avesse un'idea vaga di cosa possa essere, purtroppo non cresce sugli alberi! Va prima trovata dentro di noi e poi coltivata come la più rara e preziosa delle piante, i cui semi continueranno a fiorire negli anni.

Tutto ciò che voi perseguirete e raggiungerete sarà una preziosa eredità che lascerete ai vostri figli, ai vostri nipoti. Ma come, obietterete, dimagrire pochi chili mette in moto tutto questo? Sì, riuscire a dimagrire e a mantenere il peso perso, se è veramente ciò che voi volete, cambierà la vostra vita.

Un suggerimento che voglio darvi è quello di procedere gradatamente, siano 2 kg di peso o sia voler mettere la parola fine al fumare o altro. Tutti risultati, questi, ai quali dovete arrivare con piccoli passi da consolidare, assimilare e metabolizzare. Solo quando saranno parte integrante di voi potrete passare oltre, verso traguardi più importanti. Ho insistito molto, in questo percorso, sull'aspetto dell'equilibrio, ma vorrei specificare che equilibrio non significa stasi.

SEGRETO n. 2: La vita è in continuo movimento ed evoluzione e noi dobbiamo essere in grado di adattarci, proprio come l'acqua prende la forma del contenitore ma non perde mai la propria caratteristica fisica.

L'essere umano è molto complesso e, per dirla come Aristotele: "È molto più della somma delle sue parti"!

E allora fermi, saldi e avanti tutta!

Invictus

Fuori della notte che mi copre,

Nera come il pozzo da un polo all'altro,

Ringrazio qualsiasi dio esista

Per la mia anima invincibile.

Nella feroce stretta delle circostanze

Non ho sussultato né ho gridato forte

Sotto le randellate della sorte

La mia testa insanguinata, mai è china.

Oltre questo luogo d'ira e lacrime

Si profila il solo Orrore dell'ombra

E ancora la minaccia degli anni

Mi trova, e mi troverà, impavido.

Non importa quanto stretto è il passaggio,

Quanto ancora devo scontare su questa terra,

Io sono il padrone del mio fato:

Io sono il capitano della mia anima.

William Ernest Henley (1849-1903)

Il titolo proviene dal latino e significa "invitto", ossia "mai sconfitto". Fu composta nel 1875. […] "…all'età di 12 anni, Henley rimase vittima del morbo di Pott, una grave forma di tubercolosi ossea. Nonostante ciò riuscì a continuare i suoi studi e a tentare una carriera giornalistica a Londra. Il suo lavoro, però, fu interrotto continuamente dalla grave patologia che all'età di 25 anni lo costrinse all'amputazione di una gamba. Henley non si scoraggiò e continuò a vivere per circa 30 anni con una protesi artificiale e fino all'età di 53 anni […]. La poesia *Invictus* fu scritta proprio sul letto di un ospedale. La poesia fu usata da Nelson Mandela per alleviare gli anni della sua prigionia durante l'apartheid. È anche citata nel film *Invictus - L'invincibile*, del 2009, diretto da Clint Eastwood [...]" (fonte Wikipedia).

Mi è piaciuta l'idea di inserire questa poesia che non ha bisogno di spiegazioni, soprattutto se si leggono le poche righe biografiche dell'autore e si considera il personaggio cui la stessa poesia fu di conforto durante i lunghi anni bui dell'assurda prigionia.

Vedo questo ultimo capitolo come un commiato, come quando due amici si salutano perché uno dei due sta partendo ma ci sono ancora, all'ultimo momento, mille cose da dirsi...

Si pensa sempre di avere tanto tempo per dire cose, chiarire situazioni. Il tempo è quell'aspetto della nostra vita di cui tutti pensiamo di poter disporre illimitatamente, invece non è così. Il tempo va impiegato bene, proprio come il denaro, ma è molto più prezioso di quello.

Il tempo non è infinito, ce lo rubano, come afferma Seneca nella sua lettera a Lucilio: "Il tempo è l'unica cosa nostra... rivendica il possesso di te stesso e il tempo che, fino ad ora, ti era tolto o sottratto di nascosto o ti sfuggiva di mano, trattienilo e conservalo… soltanto il tempo è nostro… non lasciartelo rubare, nessuno, neanche il più riconoscente, potrà mai restituirtelo".

Teniamolo caro allora questo tempo e teniamone a sufficienza per noi, impiegandolo per stare bene. E come recita la poesia *Invictus* andiamo avanti sempre, senza farci abbattere, senza cedere di fronte a insuccessi ma, anzi, rincarando la dose di energia, nella certezza di avere già ottenuto quanto prefissato. Piccoli obiettivi quotidiani da affrontare ogni giorno che possono essere le scale da salire a piedi, iniziando magari un piano per volta; diminuire il numero di sigarette; salutare il vicino antipatico che non risponde mai al saluto; e altre cose ancora. Piccoli passi che una volta intrapresi devono, però, essere necessariamente irreversibili.

Questo corso lo dovrete leggere e rileggere, affinché la vostra pigra mente si abitui a praticare e il vostro corpo segua i saggi consigli della mente. Vi ricordate che tutto è collegato? Allora, come tutti gli amici che si lasciano, ho rimesso ai saluti l'aspetto più importante, la *conditio sine qua non* senza la quale non si andrà da nessuna parte: vi siete incuriositi? Bene!

Quando vi capita di passeggiare, mentre state guidando o facendo la spesa, vi capita mai di pensare a voi e di sentire un moto di simpatia, di attrazione, di compiacimento o di partecipazione per voi stessi? Cioè la partecipazione empatica che avete nei confronti di persone alle quali volete bene. Se la risposta è sì, è perfetto!

Non possiamo, nel modo più assoluto, fare nulla per far stare bene qualcuno, se quel qualcuno non ci piace. Chiaro, no? E non si tratta di arrivare semplicemente ad accettarci. No, questa parola non ci interessa, in quanto si è già costretti ad accettare colleghi di lavoro, vicini e parenti che non si possono rispedire al mittente.

SEGRETO n. 3: Non dobbiamo accettarci, noi dobbiamo amarci e profondamente. Dobbiamo abbracciarci, consolarci, prenderci in giro, ridere e scherzare di noi e su di noi.

È arrivato il momento atteso, possiamo integrare tutto ciò che di bello pensiamo su di noi, tutte le cose che ci piacerà fare, conoscere e sperimentare con il nostro nuovo corpo. Con il corpo nel quale, finalmente, siamo perfettamente a nostro agio. Non accontentiamoci né della relazione che fa acqua, né del posto di lavoro che non ci soddisfa. Cerchiamo di meglio e se davvero vogliamo, lo troveremo. Possiamo dare il via libera alla realizzazione di progetti finora rimasti soltanto in embrione. Forza, realizziamoli!

Fate quel viaggio, raggiungete quella persona, tentate, andate "oltre" quelli che avete sempre pensato fossero i vostri limiti. Visualizzate un IO forte, deciso. Un IO che non accetta più scuse, rimandi, posticipi, bugie. Il vostro nuovo IO non potrà assolutamente più accettare niente del genere perché tutto ciò che rappresentava scuse, rimandi, posticipi e bugie li ha rimossi dalla sua vita, non gli appartengono più e non può, di conseguenza, più accettarli da nessuno. Voi avete fatto questo grande e importante lavoro che vi ha riconsegnato alla dignità di voi stessi. Non potete e non dovete accettare più chi si crogiola ancora dietro alibi.

Cominciate a dare spazio alla vostra creatività, dipingete, scrivete, cantate, ballate. I primi tre capitoli prescrivevano esercizi fondamentali da praticare regolarmente ma, adesso che vi conoscete, è il momento di innamorarvi di voi stessi. Potete e dovete farlo! Tutte le mattine sorridete alla persona che vi guarda dallo specchio. Tutte le mattine iniziate la giornata convinti che qualcosa di meraviglioso accadrà, fosse anche il sorriso di un bambino o le fusa di un gatto. Né i gatti né i bambini si avvicinano a persone che non hanno un animo aperto e ottimista. I sorrisi chiamano sorrisi.

Qualsiasi sia la vostra condizione fisica, finanziaria o logistica, ognuno di voi è chiamato a servirsi alla mensa della Vita. Fate almeno una cosa al giorno che vi gratifichi e una cosa al giorno che gratifichi qualcun altro, non necessariamente chi vi sta accanto ma anche per una persona che non conoscete. Apritevi alle circostanze con ottimismo, tutto quello che avete letto ed esercitato prenderà così vigore, sarà come aver dato la carica a un carillon.

Tutto è finalizzato a stare bene e a rendervi soddisfatti di voi stessi e della vostra esistenza. Allora perdonatevi e liberatevi di quei sensi di colpa che vi tengono ancorati a vecchie e inutili modalità. Dovrete alleggerirvi non solo di chili ma di abitudini, pronti a far entrare "il nuovo". Neanche immaginate tutto quello che di davvero mai visto entrerà nella vostra vita.

RIEPILOGO DEL CAPITOLO 4:

- SEGRETO n. 1: Quello che avete imparato finora è applicabile in qualsiasi ambito della vostra vita; una volta sviluppate volontà e costanza, non vi sarà più precluso nulla.

- SEGRETO n. 2: La vita è in continuo movimento ed evoluzione, e noi dobbiamo essere in grado di adattarci, proprio come l'acqua che prende la forma del contenitore ma non perde mai la propria caratteristica fisica.

- SEGRETO n. 3: Noi non dobbiamo accettarci, noi dobbiamo amarci e profondamente. Dobbiamo abbracciarci, consolarci, prenderci in giro, ridere e scherzare di noi e su di noi.

Conclusioni

Siamo andati alla scoperta di noi stessi. Chi siamo e chi vogliamo diventare. Ho offerto esercizi indispensabili per imparare a connettervi con la vostra essenza; per imparare a essere il vostro corpo e ad ascoltarlo, per essere in grado di percepirne i segnali, cioè quelli che vengono chiamati "sintomi". Sapere "chi siamo" e "dove stiamo andando" sono le prime domande alle quali rispondere con sincerità. Non dobbiamo aver paura di contattare le nostre emozioni.

Affrontare un cambiamento per iniziare una nuova vita e realizzare quello che volete essere non è facile, ma possibile. È importante riconoscere che gli alibi, dietro ai quali finora vi siete nascosti, sono solo scuse per non affrontare la realtà che vi circonda e i cambiamenti che siete coscienti di dover andare a operare.

I casi esaminati sono chiari esempi di come i chili in più siano, a volte, segnali di altre situazioni pregresse. Bisogna che diventiate consapevoli e protagonisti della vostra esistenza inserendo, nel quotidiano, frammenti di quella vita che avreste potuto e voluto vivere. La determinazione e l'energia sono indispensabili per riappropriarvi della vostra vita e di voi stessi. Ricordate che siete co-creatori del vostro destino. È arrivato il momento di operare dei cambiamenti, di qualsiasi tipo, cambiamenti che vi facciano stare bene. Prendete per mano il vostro Essere. Vivete in prima persona.

SAPETE E VOLETE FARLO!

Tutto quello che avete letto lo dovete sperimentare praticandolo. Ricordatevi di dubitare. A volte anche credere ciecamente è un alibi, così come non voler "constatare" può essere paura o pigrizia! Non date mai niente per scontato. Verificate! Avete fatto la conoscenza di voi stessi e avete imparato ad amarvi, adesso:

NON DOVETE ACCETTARVI, DOVETE AMARVI!

Visualizzate e realizzate quell'IO che avete sempre sognato.

Ve lo siete meritato!